この本を読むみなさんへ

監修 土井洋平

　かぜ、インフルエンザ、食中毒など、私たちは、たくさんの病気にかかるかもしれない危険のなかで生きています。さまざまな病気のうち、目に見えない小さな生物（微生物）が原因で起こるものを感染症とよんでいます。

　2019年末から世界に広がった新型コロナウイルスによる感染症（COVID-19）は、私たちのくらしにも大きな影響をあたえ、感染症の恐ろしさをあらためて思い知らせました。感染症は、一人ひとりの健康や生活に関係することはもちろん、家族をはじめとする周りの多くの人との関わりにも影響をおよぼします。さらに、社会のあり方を変えてしまうことさえあるのです。

　今のところ、私たちは感染症との関わりをもたずに生きていくことはできません。ですから、感染症のしくみや広がり方、その予防や治療について正しい知識を身につけ、対応することが大切です。この「教えて！感染症」のシリーズは、みなさんに感染症について知っておいてほしい知識を伝え、それらを日々のくらしに生かしてもらえるようにと願ってつくりました。

　1巻の「感染症ってなんだろう？」では、感染症の原因となる病原体の正体、感染症の広がり方などを取り上げ、図や写真も使って、できるだけわかりやすく解説しています。また、おもな感染症について、特ちょうや症状などを紹介しています。まず、感染症についての基本的な情報を知ってください。

※このシリーズは、とくに断りのない限り、2020年9月時点の情報に基づいています。

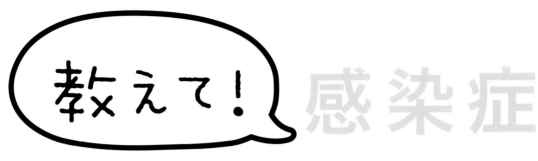

教えて! 感染症

「かぜ」から「新型コロナ」まで

1

感染症ってなんだろう?

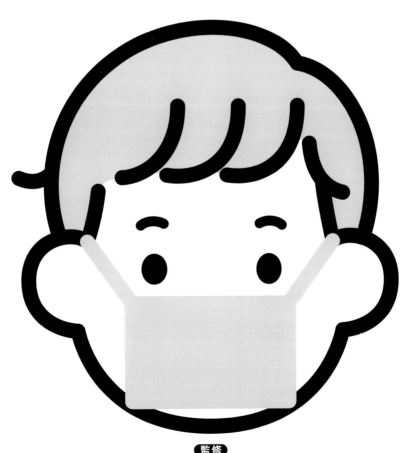

監修
藤田医科大学医学部教授
土井洋平

小峰書店

教えて！感染症

「感染症」という言葉を知っているかな？
私たちの生活に大きな影響をあたえた「新型コロナウイルス」の
ニュースでも、よく聞くよね。
でもわからないことがたくさん……!!
みんなはどんな疑問をもっているかな？

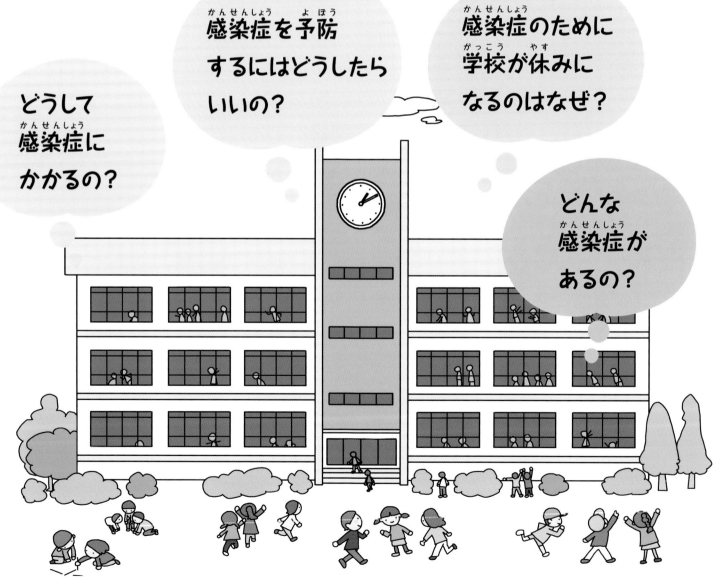

2

外から帰ったら
手を洗うのは
なぜ？

ワクチンは
どうしてきくの？

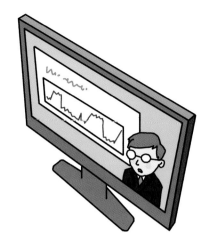

感染症にかかったら
どうしたらいいの？

昔も今も
感染症で亡くなる
人は多いの？

知りたいことが
たくさんあるね。

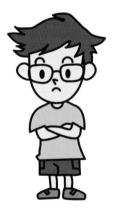

これから、
感染症について
調べて
いきましょう。

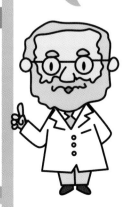

博士！
教えて！

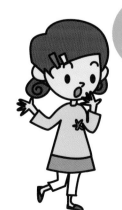

1巻	**感染症ってなんだろう？**	
	感染症の原因や、おもな感染症を探ります。	
2巻	**感染症と人類のたたかい**	
	人類が感染症に苦しめられてきた歴史や研究の歴史をたどります。	
3巻	**感染症の影響と予防**	
	感染症と私たちのくらしとの関係や感染症の予防について考えます。	

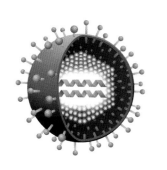

もくじ

人からうつる感染症

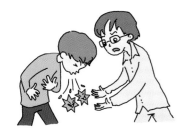

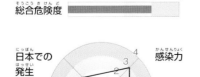

19 ～ 37 ページの グラフの見方 みかた

各感染症の 特ちょうを グラフで表 あらわ しています。 かくかんせんしょう とく

総合危険度 そうごうきけんど　1　2　3　4

日本での 発生 にっぽん はっせい

感染力 かんせんりょく

重症度 じゅうしょうど

致死率 ちしりつ

4　3　2　1

総合危険度 そうごうきけんど ………日本にいる場合の、総合的な危険度を 1 ～ 4 で表します。 にっぽん ばあい そうごうてき きけんど あらわ

左のグラフは、下の 4 項目について、大きさを示したものです。 ひだり した こうもく おお しめ
外側にいくほど大きいことを表しています。 そとがわ おお あらわ

感染力 かんせんりょく …………ほかの人に感染する強さを表します。 ひと かんせん つよ あらわ

致死率 ちしりつ …………発症した場合に亡くなった人の割合を表します。 はっしょう ばあい な ひと わりあい あらわ

重症度 じゅうしょうど …………発症した場合の症状の重さを表します。 はっしょう ばあい しょうじょう おも あらわ

日本での発生 にっぽん はっせい ……現在の日本で発生する可能性を表します。 げんざい にっぽん はっせい かのうせい あらわ

感染症ってなに？

感染症って、どんな病気なの？

「感染症」とは、小さな生物（微生物）が体に入ることで起こる病気のことです。感染症を起こす微生物をまとめて「病原体」といいます。「感染」とは、病原体が体に入って増えることであり、また、感染して発熱などの症状が出ることを「発症（発病）」といいます。

感染から発症（発病）まで

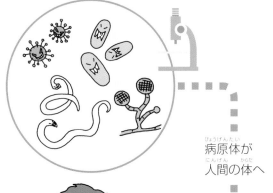

病原体
病気を起こす小さな生物

病原体が
人間の体へ

感染
病原体が体に入って増えること

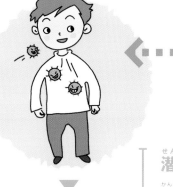

潜伏期間
感染から発症までの期間

発症（発病）
病気の症状が出ること

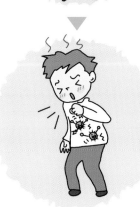

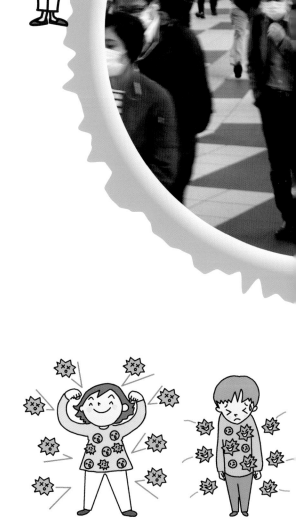

ほとんどの人がマスクをしているのはなぜかな。

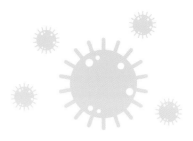

新型コロナウイルスのニュースでは、「感染症」という言葉をよく耳にします。感染症とは、どのような病気でしょうか。また、感染症にかかると、どんなことが起こるのでしょうか。

新型コロナウイルスの
感染症が大きな
問題になったね。

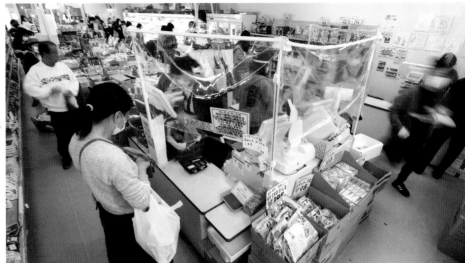

スーパーやコンビニでは、従業員と客の間にビニールシートがつけられた。
（時事）

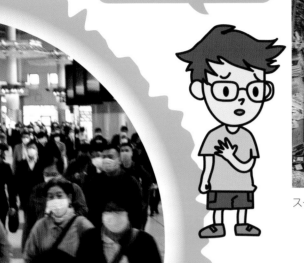

マスクをして街を歩く
人びとのようす。
（アフロ）

かぜは、
感染症の
ひとつです。

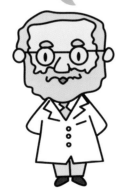

感染症にかかると、どんな症状が出るの？

感染症にはたくさんの種類があり、かかったときの症状はさまざまです。かぜのように鼻水やのどの痛み、せきなどが出るくらいで、しばらくすると治るものもあります。いっぽうで、高熱や呼吸困難、出血など、重い症状になるものもあり、中には命をうばうものもあります。

感染しても発症しないこともある

病原体に感染しても、必ず病気になるわけではなく、発症しない人もいます。体が病気に打ち勝とうとする力や栄養の状態などが、人によってちがうからです。感染しても発症しない人が、知らずに病原体をうつしてしまうこともあるのです。

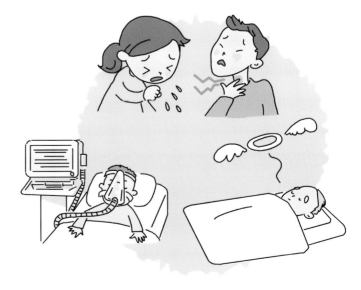

病原体の正体は？

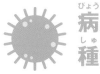

病原体の種類

　感染症の病原体には、ウイルス、細菌、真菌（カビや酵母など）、寄生虫などがあります。それぞれ、大きさや体のつくりなどは、大きくちがいます。

　また、ウイルスや細菌の中にも、それぞれたくさんの種類があります。

> ウイルスと細菌はまったくちがうものです。

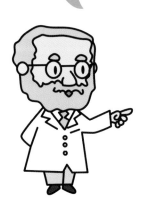

1mm ＝ 1000μm
1μm ＝ 1000nm

100mm

10mm

1mm

100μm

10μm

1μm

100nm

10nm

寄生虫

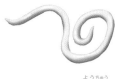

アニサキス（幼虫）

マダニ

ノミ

アタマジラミ

原虫
（1個の細胞でできている寄生虫）

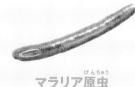

マラリア原虫

真菌

白癬菌

大腸菌

ウイルス

インフルエンザウイルス

人の細胞

細胞：生物の体をつくるいちばん小さい単位。人間は数十兆個の細胞でできている。

インフルエンザウイルス

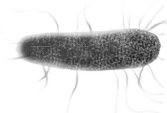

大腸菌

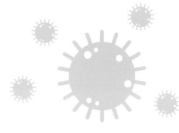

　感染症の原因となる病原体は、小さな生物（微生物）です。
病原体には、いろいろな種類があり、感染の方法や広がり方
にちがいがあります。

病原体はほか の生物に入る

　病原体になる微生物は、人間を
はじめ、ほかの生物の体に入って
増えます。
　病原体が入る相手はだいたい決
まっています。たとえばウイルス
は、種類によって、動物に入るも
の、植物に入るもの、さらには細
菌に入るものと、分かれています。

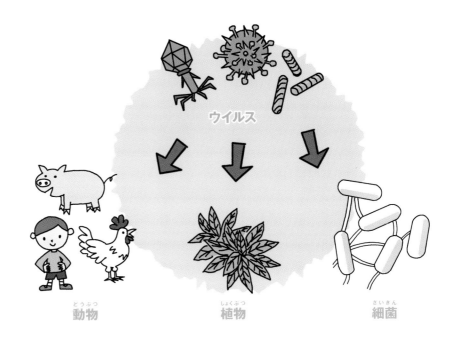

ウイルス

動物　　　　植物　　　　細菌

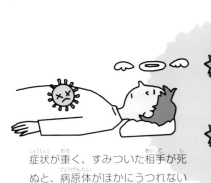

症状が重く、すみついた相手が死
ぬと、病原体がほかにうつれない
ので、感染症はあまり広まらない。

ウイルスと細菌の大きさ 比べ

　ウイルスと細菌は、どちらも感
染症の病原体ですが、大きさは
まったくちがいます。ウイルスは
細菌の10分の1から100分の1
ほどの大きさしかなく、昔は見つ
けることができませんでした。

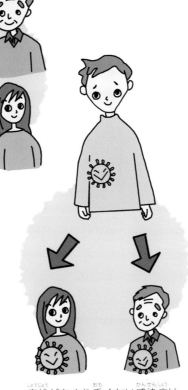

症状があまり重くない感染症は、
病原体がほかにうつりやすいの
で、急速に広がりやすい。

病原体の移動で 感染症が広がる

　病原体が生き残っていくために
は、すみついて増えることができ
る生物の体が必要です。そして、
病原体がすみついた生物が移動
し、ほかの生物に近づきうつるこ
とで病原体が増え、感染症が広が
ります。
　感染症の症状が重く、すみつく
相手が死んでしまうと、病原体も
ほかの生物にうつって増えること
ができないので、それ以上は広が
りません。逆に、症状があまり重
くならない感染症は、広がりやす
いと考えられます。

おもな病原体 ……………1 ウイルス

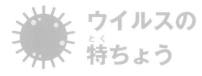

ウイルスの特ちょう

　ほとんどのウイルスは、1mm の 1 万分の 1 くらいまでの大きさしかなく、電子顕微鏡という機械でないと見ることはできません。

　私たちのような生物とちがい、細胞はなく、食べ物から栄養をとり入れることもありません。このような特ちょうから、生物ではないと考えられることもあります。

ウイルスのつくりの例

スパイク

たんぱく質でできたでっぱり。ほかの生物の細胞に入りこむときに役立つ。

核酸

遺伝子（生物の特ちょうや性質を伝えるもの）の本体。

エンベロープ

「まく」のこと。すみついた相手の細胞の成分でできていく、細胞に入りこみやすくなる。エンベロープをもたないウイルスもいる。

カプシド

たんぱく質でできた「から」。核酸を包んでいる。

ほかの生物の細胞内で増える

　ウイルスは、自分だけでは増えることができず、ほかの生物の細胞の中に入りこんで増えます。細胞の中で、細胞が核酸をつくるしくみを利用して自分自身を増やし、別の細胞にうつっていきます。ウイルスが入りこみ、出ていった細胞は死んでしまいます。

ウイルスの増え方

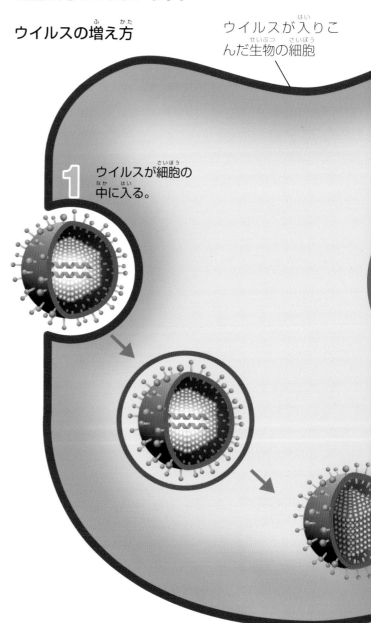

ウイルスが入りこんだ生物の細胞

1 ウイルスが細胞の中に入る。

ウイルスは、病原体の中では最も小さく、生きていくしく
みや増え方には、細菌や私たちのような生物とは大きなちが
いがあります。

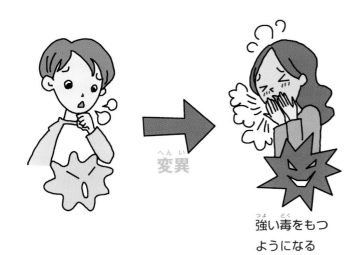

変異

強い毒をもつ
ようになる

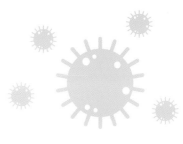

ウイルスは変化する

ウイルスは、ほかの生物の中で、自分自身を
コピーして増えていきますが、コピーするとき
に性質が変化することがあります。これを「変
異」といいます。変異したことによって、感染
したときに現れる症状が重くなることがありま
す。また、生物には一度かかった感染症にかか
らないようにする力がありますが、ウイルスが
変異することで、またかかることもあります。
さらに、人には感染しなかったウイルスが、人
に感染するようになることもあります。

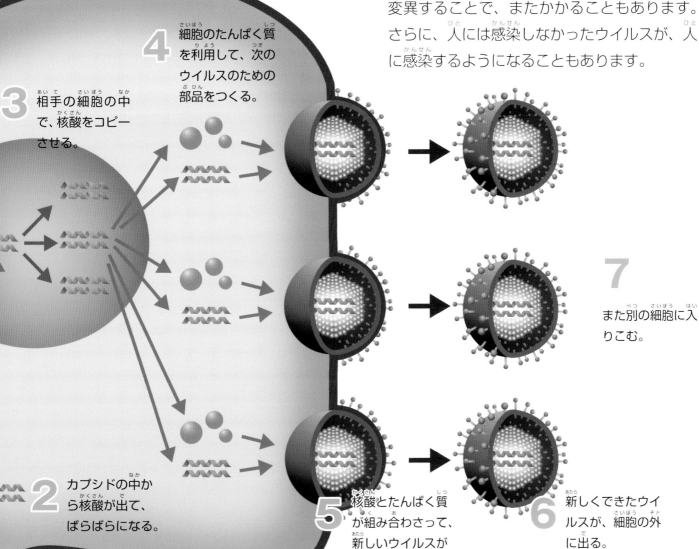

3 相手の細胞の中
で、核酸をコピー
させる。

4 細胞のたんぱく質
を利用して、次の
ウイルスのための
部品をつくる。

2 カプシドの中か
ら核酸が出て、
ばらばらになる。

5 核酸とたんぱく質
が組み合わさって、
新しいウイルスが
たくさんできる。

6 新しくできたウイ
ルスが、細胞の外
に出る。

7 また別の細胞に入
りこむ。

おもな病原体 ....2 細菌

 ## 細菌の特ちょう

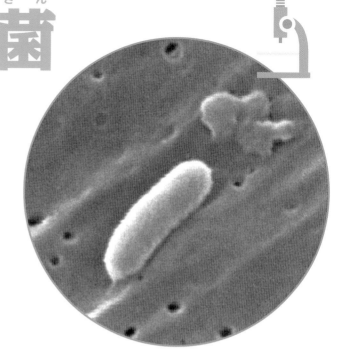

コレラ菌　(CDC/ Janice Haney Carr)

細菌は、ウイルスよりはるかに大きく、一般の顕微鏡でも見ることができます。

細菌は、1個の細胞でできています。ウイルスとちがって、栄養をとり入れてエネルギーにすることができるので、その多くは、ほかの生物に入りこまなくても生きていくことができます。

細菌のつくりの例

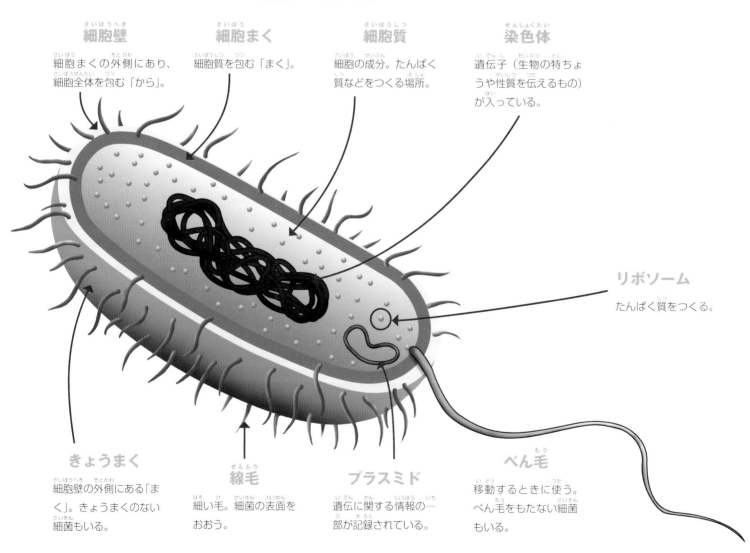

細胞壁
細胞まくの外側にあり、細胞全体を包む「から」。

細胞まく
細胞質を包む「まく」。

細胞質
細胞の成分。たんぱく質などをつくる場所。

染色体
遺伝子（生物の特ちょうや性質を伝えるもの）が入っている。

リボソーム
たんぱく質をつくる。

きょうまく
細胞壁の外側にある「まく」。きょうまくのない細菌もいる。

線毛
細い毛。細菌の表面をおおう。

プラスミド
遺伝に関する情報の一部が記録されている。

べん毛
移動するときに使う。べん毛をもたない細菌もいる。

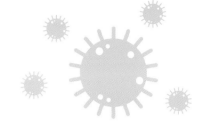

細菌はウイルスとちがって、細胞でできており、栄養をとり入れて生きています。
人に役立つ細菌もたくさんいます。

細菌は分裂して増える

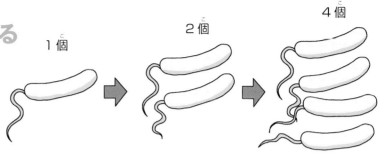

1個　2個　4個

　細菌は、1個の細胞が2個、2個が4個……と、体が分かれること（分裂）で増えていきます。

　たとえば食中毒を起こす細菌が分裂するには、30〜40℃の温度、水分、栄養分が必要です。人の体は、そのすべてを満たしているので、細菌が増えやすい環境なのです。

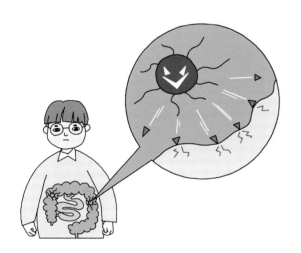

あらゆるところにいる細菌

　目に見えない細菌ですが、家の中や屋外、空気中、土や水の中など、地球上のあらゆるところにいます。土1gの中には、さまざまな種類の数十億個もの細菌がいるといわれています。

　すべての細菌が病気を引き起こすわけではありません。みそやチーズなどの食品をつくるために利用される細菌もいます。また、人の腸の中にも多くの細菌がいて、消化を助けるなど、体の調子を整えるのに役立っています。

毒素を出し感染症を引き起こす

　人にとって、役立つ細菌がいるいっぽうで、感染症の原因になる細菌もいます。細菌が人や動物の体にすみついて毒素を出し、感染症を引き起こすのです。細菌は、ウイルスとちがって、入りこんだ生物が死んでしまっても生きていくことができます。

細菌を利用した食品

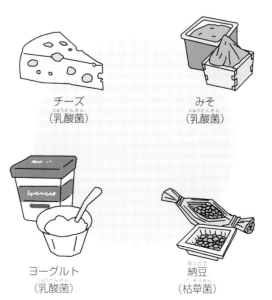

チーズ
（乳酸菌）

みそ
（乳酸菌）

ヨーグルト
（乳酸菌）

納豆
（枯草菌）

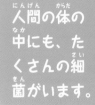
人間の体の中にも、たくさんの細菌がいます。

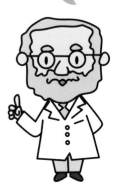

おもな病原体 ……………3 真菌

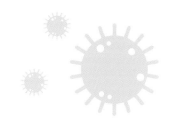

真菌は、カビやきのこ、酵母などをふくみます。細胞でできていますが、核をもつなど、細菌とはつくりがちがいます。真菌にも、感染症の原因になるものがいます。

真菌の特ちょう

真菌は細胞でできていますが、細菌とちがい、細胞の中に「核」とよばれるものがあります。そのほかに、ミトコンドリア、ゴルジ体、液胞などがあり、これらの特ちょうは、動物や植物に似ています。

自分の体から新しい体を生み出して増えるものと、ほかの仲間と合体して新しい体を生み出して増えるものがいます。

真菌のつくりの例

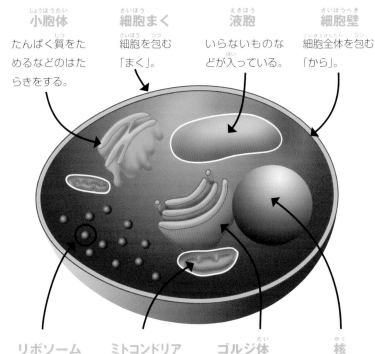

小胞体
たんぱく質をためるなどのはたらきをする。

細胞まく
細胞を包む「まく」。

液胞
いらないものなどが入っている。

細胞壁
細胞全体を包む「から」。

リボソーム
たんぱく質をつくる。

ミトコンドリア
呼吸し、エネルギーをつくる。

ゴルジ体
細胞内でつくられたたんぱく質を合成したりたくわえたりする。

核
遺伝子（生物の特ちょうや性質を伝えるもの）が入っている。

感染症を起こす真菌

真菌の中には、人や動物の体にすみついて、病気の原因になるものがあります。皮膚についたり、肺などに入りこんだりして、人や動物の抵抗力（→ 18 ページ）に勝つことですみつき、かゆみや発熱、せきなどの症状を起こします。

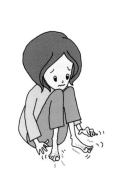
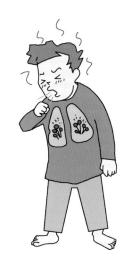

おもな病原体
・・・・・・・・・・・・・4
寄生虫

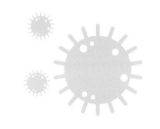

人や動物の体にすみつき、栄養をうばって生きる生物を寄生虫といいます。すんでいても害のない寄生虫もいますが、さまざまな害を引き起こすものもいます。

寄生虫の特ちょう

寄生虫には、1個の細胞でできている原虫（原生動物）、たくさんの細胞でできている線虫（鉤虫、条虫、吸虫などの蠕虫）、昆虫の仲間などがいます。ほかの生物にすみつかないと生きていけません。蚊などの動物によって体に入るもの、食べ物などから入るものなどがあります。

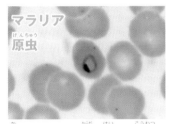

マラリア原虫

蚊がさすことで体に入り、高熱が出るマラリアの原因になる原虫。
(CDC/ Dr. Mae Melvin)

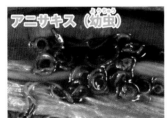

アニサキス（幼虫）

魚などを食べると体に入り、胃のかべなどにすみつき痛みを起こす。
(CDC/ Dr. G. William Gary, Jr.)

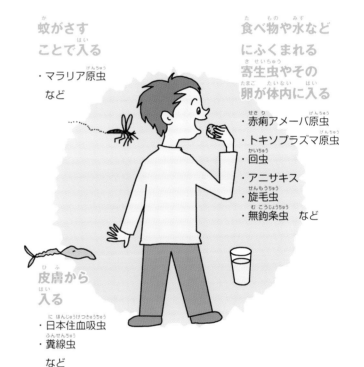

蚊がさすことで入る
・マラリア原虫 など

食べ物や水などにふくまれる寄生虫やその卵が体内に入る
・赤痢アメーバ原虫
・トキソプラズマ原虫
・回虫
・アニサキス
・旋毛虫
・無鉤条虫 など

皮膚から入る
・日本住血吸虫
・糞線虫 など

人にすみつくダニやシラミ

寄生虫のうち、ダニやシラミは、人や動物の体の表面にすみつき、卵を産んで増えていきます。人についたダニは、その血を吸って栄養にしています。かゆみやアレルギー皮膚炎の原因になるほか、ダニがもっていたほかの感染症の病原体をうつすこともあります。シラミには、かみの毛につくアタマジラミ、衣類につくコロモジラミなどがあり、どちらもはげしいかゆみを引き起こします。

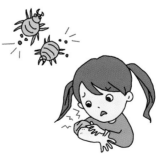

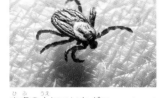

皮膚の上についたダニ　(PIXTA)

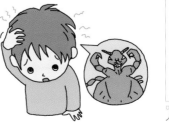

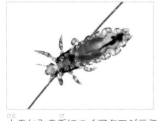

人のかみの毛につくアタマジラミ
(PIXTA)

感染症の広がり方

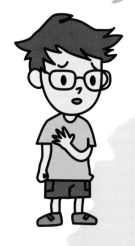

危険がいっぱい
あるって
ことだね。

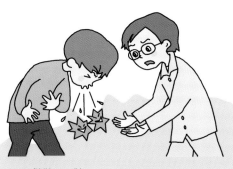

感染した人がはいたものに
手で直接ふれる。

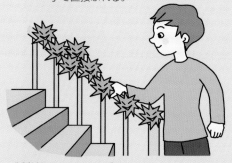

病原体がついている手すりなどにふれる。

人から
うつる

ふれることで感染（接触感染）

病原体がついているものに手などがふれることで、感染することがあります。

たとえば、せきをおさえた手でドアノブをさわると、ドアノブに病原体がつきます。ほかの人がそのドアノブをさわった手で顔をさわると感染することがあります。病原体が手についただけでは感染しなくても、病原体がついた手で顔をさわることで、目や鼻、口から体に入っていきます。

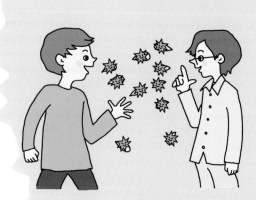

つばのしぶきが相手に届く。

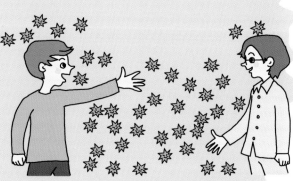

しぶきがかわいて空気中に残った
ウイルスなどが相手に届く。

しぶき（飛沫）で感染（飛沫感染）

病原体をもっている人がせきやくしゃみなどをすると、つばのしぶき（飛沫）が飛び散ります。飛び散るしぶきを吸うことによって、感染することがあります。

これは、病原体が、せきやくしゃみの中に混じっているためです。相手とのきょりが近いと、しぶきを吸いこみやすくなるので、危険性が高くなります。

空気中の病原体で感染（空気感染）

病原体をもっている人がせきやくしゃみをすると、しぶきの水分は蒸発しますが、まれに空気中に残る病原体があります。残った病原体を吸いこむことで、感染することがあります。

この病原体は空気中をただよって移動するため、感染している人とはきょりがはなれていてもうつります。乾燥に強い結核など、ごく一部の病原体で起こる感染です。

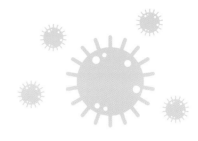

　感染症は、病原体が人から人、動物などから人へとうつることで広がります。人にどのように感染して広がっていくのでしょうか。

 動物からうつる

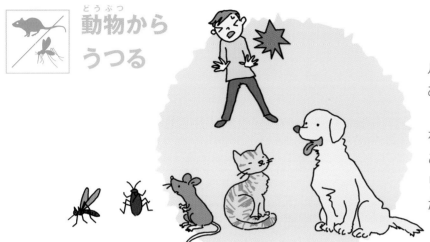

　病原体をもっている動物が、ウイルスや細菌などを人にうつす場合があります。
　代表的なものは蚊で、蚊が人の血を吸うときに、病原体が体内に入ることがあります。ほかにも、ゴキブリ、ネズミ、ネコ、イヌなどの動物が病原体をうつすことがあります。

 血液や土からうつる

　病原体をふくむ血液が体に入ることで、感染することがあります。昔は、同じ注射器をほかの人にも使いまわしていたので、よく起こりました。
　また、けがをしたときに、土などにいる病原体が傷口から体内に入って感染することもあります。

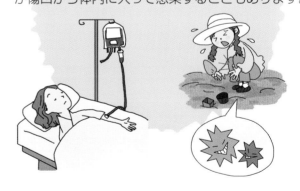

飲食物からうつる

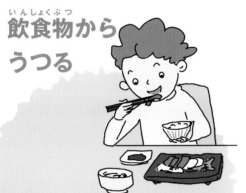

　病原体をふくんでいる水や食品を体にとり入れることで、感染症になることがあります。
　細菌や寄生虫、またその卵をふくんだ食品でも、熱を通すなど、病原体を殺せば感染を防げます。生魚などを食べるときは、注意が必要です。

母親から赤ちゃんにうつる

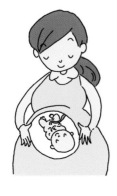

　母親から赤ちゃんに病原体がうつることを「母子感染」といいます。
　母子感染には、にんしん中、赤ちゃんが産まれてくるとき、出産後の母乳からの、3つのケースがあります。にんしん中や出産後は、母親の体力が弱っていて感染症にかかりやすくなっているので、注意が必要です。

17

感染症から体を守る力

人の体には、病原体から体を守り、病気に打ち勝つ「抵抗力」があります。また、病原体が体に入ってきたときに病原体とたたかう「免疫」がはたらきます。

病原体から体を守る抵抗力

人の体は皮膚におおわれ、病原体を通しません。また、のどのおくには細かい毛のようなものがたくさんあり、病原体を入れないようにしています。このように、生物は病原体から体を守る「抵抗力」をもっています。

かぜをひくと、せきや鼻水が出たり発熱したりするのも、体に入ってきたウイルスを追い出そうとする抵抗力のはたらきなのです。

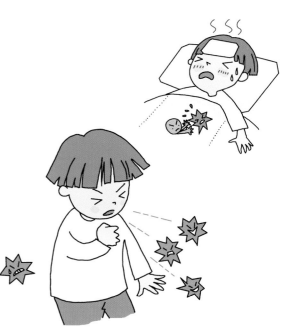

病原体とたたかう免疫

病原体が体に入ってくると、血液の中の「白血球」という細胞が中心となって、病原体とたたかいます。このはたらきを、抵抗力の中でも「免疫」といいます。

また、一度感染症にかかると、次に同じ病原体が入ってきたときにたたかう「抗体」ができます。これも免疫のはたらきです。

これらの免疫のしくみで、体は病原体とたたかっているのです（→くわしくは2巻28ページ）。

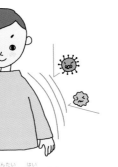

抵抗力で病原体が入ってこないようにする

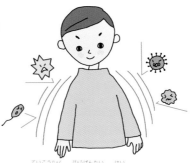
では、次のページから、いろいろな感染症をしょうかいしましょう。

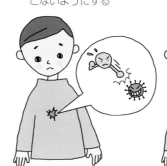
感染症にかかると、白血球が病原体とたたかう

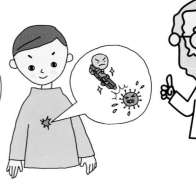
次に同じ病原体が入ってくると、抗体がたたかう

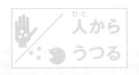

かぜ（感冒）

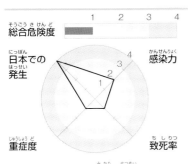

総合危険度	1　2　3　4
病原体	アデノウイルス、ライノウイルス、コロナウイルスなど
感染経路	接触感染、飛沫感染
潜伏期間	2〜3日
おもな症状	鼻水、くしゃみ、せき、発熱
ワクチン	なし
発生地域	全世界

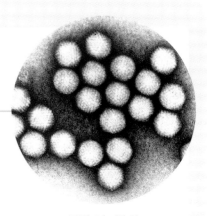

アデノウイルス
(CDC/ Dr. G. William Gary, Jr.)

＊5ページにグラフの見方の説明があります。

最も身近な感染症

ふだんの生活で最もかかりやすい感染症のひとつです。「かぜ症候群」、「普通感冒」ともいいます。

アデノウイルス、ライノウイルス、コロナウイルス（→26ページ）などのウイルスが原因で、鼻やのどなどの呼吸器に症状が現れ、こじらせると気管支炎や肺炎になることがあります。

温かくして栄養をとり、安静にしていれば自然に治ります。かぜ薬は、鼻水やせきなどの症状をおさえるはたらきがあるだけで、病原体のウイルスをたおす効果はありません。

手洗いやうがいをすることで、予防できます。

かぜのおもな症状

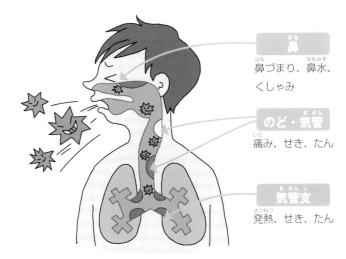

鼻
鼻づまり、鼻水、くしゃみ

のど・気管
痛み、せき、たん

気管支
発熱、せき、たん

かぜのときは…

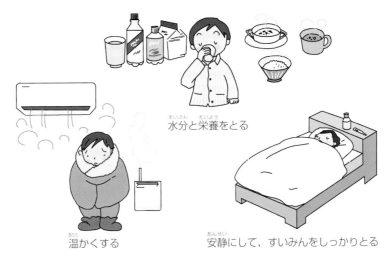

水分と栄養をとる

温かくする

安静にして、すいみんをしっかりとる

19

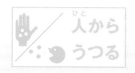
インフルエンザ

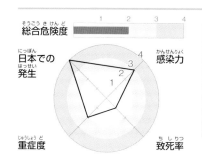

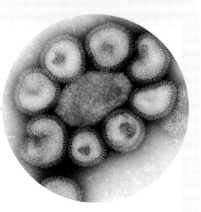

インフルエンザウイルス
(CDC/ Dr. F. A. Murphy)

総合危険度

	1	2	3	4

病原体	インフルエンザウイルス
感染経路	接触感染、飛沫感染
潜伏期間	1～3日
おもな症状	発熱、頭痛、体の痛み、鼻水、せき
ワクチン	インフルエンザワクチン
発生地域	全世界（型によってちがう）

日本での発生　感染力　致死率　重症度

毎年のように大流行する

冬になると毎年のように流行するインフルエンザがあり、季節性インフルエンザとよばれています。インフルエンザウイルスには、A、B、Cの3つの型があり、A型とB型が流行します。日本では、11月から翌年の4月にかけて、多い年では100万人以上がかかります。最近は1年を通じて発生することがあります。

症状はかぜに似ていますが、かぜより重くなることが多いです。

インフルエンザウイルスは毎年少しずつ変異するため、それまでに得た免疫がきかないことがあります。これが毎年流行する原因のひとつです。ワクチンがあるので、流行する前に予防接種を受けておくと、感染しても症状が軽くすみます。

感染から回復まで

潜伏期間：1～3日間

感染 → **発病（発症）** → **回復**

インフルエンザウイルスが体に入る。

高熱、頭痛、こしの痛み、筋肉痛、全身のだるさなど。鼻水、のどの痛み、せき、下痢が起こることもある。

安静にして、水分をよくとるようにする。約1週間で回復する。

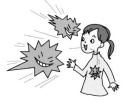
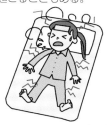
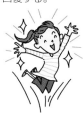

インフルエンザとかぜ（感冒）のちがい

	インフルエンザ	かぜ（感冒）
多い時期	冬	1年を通じて
症状の出る場所	全身（こしや筋肉の痛み、全身のだるさがある）	鼻、のど、気管支などの呼吸器が中心
症状の進み方	急激	ゆっくり
発熱時の体温	38℃以上	37～38℃
治療法	症状が出てから48時間以内のウイルスが少ない時期に、抗インフルエンザ薬でウイルスが増えるのを防ぐ	なし（症状をおさえるだけ）

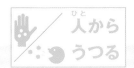
人から
うつる

風しん
（三日はしか）

総合危険度	1 2 3 4

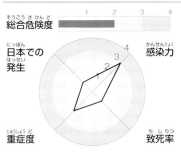

病原体	風しんウイルス
感染経路	接触感染、飛沫感染、母子感染
潜伏期間	14〜21日
おもな症状	発しん、発熱、リンパ節のはれ
ワクチン	弱毒生ワクチン
発生地域	全世界

にんしんしている女性は要注意！

風しんウイルスは感染力が強く、1人の感染者が5〜7人にうつすことがあります（インフルエンザでは1〜2人）。発しんが出る前後1週間は、感染する可能性が高い期間です。感染すると、子どもより大人のほうが発熱や発しんの期間が長く、関節の痛みなどが強く出ます。また、にんしんしている女性が感染すると、生まれてくる子どもの目や心臓、耳などに障がいが出ることもあるので、とくに注意が必要です。

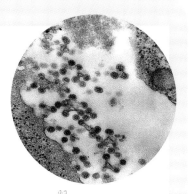
風しんウイルス
（CDC/ Dr. Fred Murphy; Sylvia Whitfield）

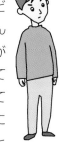
免疫のない夫婦は、にんしん前に予防接種をすることが大切

麻しん
（はしか）

総合危険度	1 2 3 4

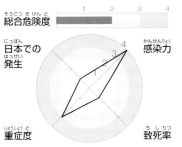

病原体	麻しんウイルス
感染経路	接触感染、飛沫感染、空気感染
潜伏期間	10〜12日
おもな症状	発熱、せき、口の中に白い発しん、全身に赤い発しん
ワクチン	弱毒生ワクチン
発生地域	全世界

とても強い感染力をもつ

感染力がとても強く、空気中に残るウイルスからも感染するため、マスクや手洗いでは感染を防げません。
　発症すると、まず発熱やせきなどかぜのような症状が現れ、その後、口の中に白い発しんができます。続いて全身に小さな赤い発しんが広がります。
　日本では、2008年度から2012年度に10代の人にもワクチンを接種したことによって、患者数が大きく減りました。

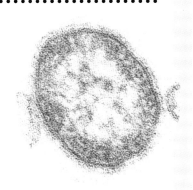
麻しんウイルス

1人の感染者から15人くらいにうつることもある

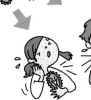

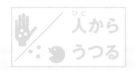
リンゴ病

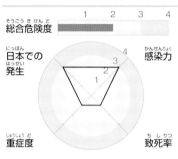

	1	2	3	4
総合危険度				

日本での発生（レーダーチャート）
感染力 4 / 重症度 / 致死率 / 感染力

病原体	ヒトパルボウイルス B19
感染経路	接触感染、飛沫感染、母子感染
潜伏期間	10 〜 20 日
おもな症状	両ほほに赤い発しん、うでや太ももにレースのあみ目のような赤い発しん
ワクチン	なし
発生地域	全世界

ほほがリンゴのように赤くなる

発症すると両ほほがリンゴのように赤くなるので「リンゴ病」とよばれています。まず両ほほに、続いて体、うでや太ももに赤い発しんが現れ、発しんのない部分との境がはっきりとわかります。

ふつうは子どもの間で流行し、感染しても症状は軽いのですが、大人が感染すると関節痛や頭痛なども引き起こします。にんしん中の女性が感染すると、赤ちゃんの成長への影響や命の危険があるため、とくに注意が必要です。

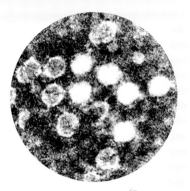

ヒトパルボウイルス B19
(Graham Beards)

水痘
（水ぼうそう）

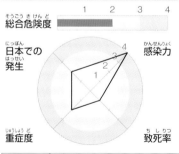

	1	2	3	4
総合危険度				

日本での発生（レーダーチャート）
感染力 4 / 重症度 / 致死率

病原体	水痘・帯状疱疹ウイルス
感染経路	接触感染、飛沫感染、空気感染
潜伏期間	14 〜 16 日
おもな症状	発熱、かゆみのある小さな赤い水ぶくれ
ワクチン	弱毒生ワクチン
発生地域	全世界

大人になって帯状疱疹になることがある

9歳以下の子どもがかかることが多く、感染力がとても強いので、保育所などで一気に広がることがあります。全身に小さな赤い水ぶくれができ、かゆみを感じます。たいてい1週間ほどで治ります。しかし、治った後も、ウイルスが体に残り、大人になって免疫力が弱ったときに、体の左右どちらか半分に赤い発しんが帯のように出る「帯状疱疹」という病気になることがあります。

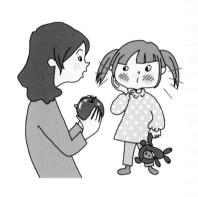

水痘・帯状疱疹ウイルス
(CDC/ Dr. Erskine Palmer)

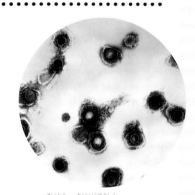

子どものころは水痘（水ぼうそう）になる

大人の免疫力が弱まると帯状疱疹になることがある

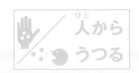

おたふくかぜ
（流行性耳下腺炎）

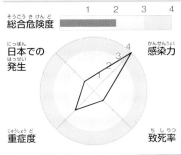

総合危険度	1　2　3　4
病原体	ムンプスウイルス
感染経路	接触感染、飛沫感染
潜伏期間	16 〜 18日
おもな症状	耳下腺などのはれや痛み、発熱
ワクチン	弱毒生ワクチン
発生地域	全世界

耳の下がはれ、熱が出る

耳の下にあり、だ液（つば）を出すはたらきをする耳下腺がはれます。顔が「おたふく（おかめ）」のように見えることから、この名でよばれます。ふつうは1〜2週間で治りますが、難聴（耳が聞こえづらくなる）になる場合もあります。

おもに子どもがかかる病気で、保育所などで一気に広がることもあります。大人がかかると、子どもができにくい体質になることがあります。

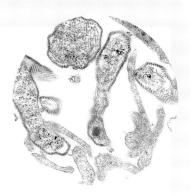

ムンプスウイルス
（CDC/ Courtesy of A. Harrison and F. A. Murphy）

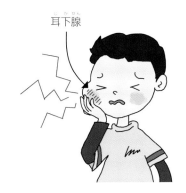

耳下腺

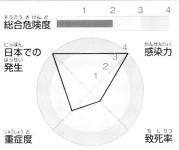

RSウイルス
ス感染症

総合危険度	1　2　3　4
病原体	RSウイルス
感染経路	接触感染、飛沫感染
潜伏期間	4 〜 6日
おもな症状	鼻水、せき、発熱、気管支炎、ゼーゼーした呼吸
ワクチン	なし
発生地域	全世界

何度もかかることがある

おもに、秋から冬にかけて流行するかぜのひとつです。2歳までには、ほぼすべての子どもが感染します。症状は軽く、重症化することはほぼありませんが、生まれてすぐの赤ちゃんが感染すると、呼吸ができなくなって突然死することもあります。ほとんどの感染症は、一度感染すると二度とかかりませんが、RSウイルス感染症は、一生の間に何度もかかることがあります。

石けんを使った手洗いや、アルコール消毒などで予防します。

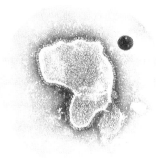

RSウイルス
（CDC/ E. L. Palmer）

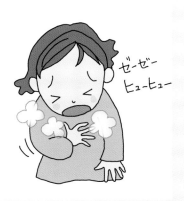

ゼーゼー
ヒューヒュー

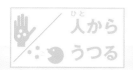
人から
うつる

結核
けっかく

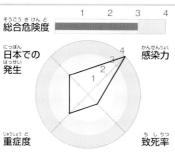

	1 2 3 4
総合危険度 そうごうきけんど	

日本での発生
にっぽん
はっせい

感染力
かんせんりょく

重症度
じゅうしょうど

致死率
ちしりつ

病原体 びょうげんたい	結核菌 けっかくきん
感染経路 かんせんけいろ	飛沫感染、空気感染 ひまつかんせん くうきかんせん
潜伏期間 せんぷくきかん	数か月～数十年 すう げつ すうじゅうねん
おもな症状 しょうじょう	せき、たん、発熱、食欲不振、だるさ はつねつ しょくよくふ しん
ワクチン	BCG ビーシージー
発生地域 はっせいちいき	全世界 ぜんせかい

昔は亡くなる原因のトップだった
むかし な げんいん

　結核菌が肺に感染して、せきやたんなどが出ます。結核菌に感染しても発症することはほとんどありませんが、免疫力が低くなると発症することがあります。重症化すると臓器の組織がこわれ、亡くなることもあります。昔は治療法がなく、1950年ごろまでは日本人の亡くなる原因の1位でした。その後、衛生状態がよくなり、感染者は減りましたが、2019年でも約1万4000人が発症し、約2000人が亡くなっています。

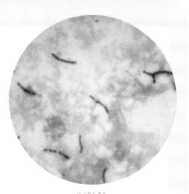
結核菌 けっかくきん
(CDC/ Dr. George P. Kubica)

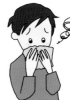
たんが出る（血が混じることもある）

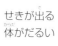

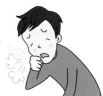
せきが出る体がだるい

天然痘
てんねんとう
（痘そう）
とう

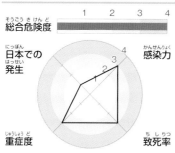

	1 2 3 4
総合危険度 そうごうきけんど	

日本での発生
にっぽん
はっせい

感染力
かんせんりょく

重症度
じゅうしょうど

致死率
ちしりつ

病原体 びょうげんたい	天然痘ウイルス てんねんとう
感染経路 かんせんけいろ	接触感染、飛沫感染、空気感染 せっしょくかんせん ひまつかんせん くうきかんせん
潜伏期間 せんぷくきかん	約14日 やく か
おもな症状 しょうじょう	発熱、頭痛、おう吐、発しん はつねつ ずつう と はっ
ワクチン	弱毒生ワクチン じゃくどくなま
発生地域 はっせいちいき	なし

大昔から多くの人の命をうばった
おおむかし おお ひと
いのち

　大昔から知られていて、致死率が高いことや、治っても顔や体にひどいあとが残ることなどから、たいへん恐れられました。
　1796年にイギリスのジェンナーによってワクチンがつくられ、予防できるようになりました。その後、世界中が協力してワクチンを打つことを広めた結果、天然痘は地球上からなくなりました。人類がこれまでに根絶できた、ただひとつの感染症です（→くわしくは2巻32ページ）。

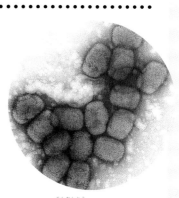
天然痘ウイルス てんねんとう
(CDC/ Dr. Fred Murphy)

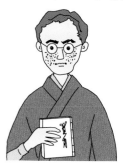
顔や体にあとが残る
かお からだ のこ

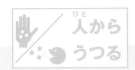
人から
うつる

SARS
（サーズ）
（重症急性呼吸器症候群）
（じゅうしょうきゅうせいこきゅうきしょうこうぐん）

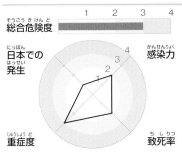

	1	2	3	4
総合危険度（そうごうきけんど）				

日本での発生（にっぽんでのはっせい）・感染力（かんせんりょく）・重症度（じゅうしょうど）・致死率（ちしりつ）

病原体（びょうげんたい）	SARS コロナウイルス（サーズ）
感染経路（かんせんけいろ）	接触感染、飛沫感染（せっしょくかんせん、ひまつかんせん）
潜伏期間（せんぷくきかん）	2〜10日（か）
おもな症状（しょうじょう）	突然の発熱、ふるえ、筋肉痛、呼吸不全、肺炎（とつぜんのはつねつ、ふるえ、きんにくつう、こきゅうふぜん、はいえん）
ワクチン	なし
発生地域（はっせいちいき）	アジア、北アメリカ（きた）

アジアを中心に流行（ちゅうしん・りゅうこう）

　病原体である SARS コロナウイルスは、かぜの原因となるコロナウイルスの仲間ですが、かぜよりも重い、インフルエンザのような症状を引き起こします。急に呼吸ができなくなり、肺炎などになってしまうこともあります。

　2002年11月、中国で発生し、9か月間に世界32の国と地域に広まり、発症者は約8000人、亡くなった人は約800人にもなりました。2004年以降はほとんど発生していません。

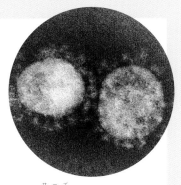
SARS コロナウイルス（サーズ）
（国立感染症研究所 HP）

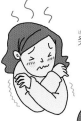
発熱、ふるえ（はつねつ）

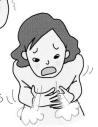
呼吸ができなくなる（こきゅう）
（呼吸不全）（こきゅうふぜん）

MERS
（マーズ）
（中東呼吸器症候群）
（ちゅうとうこきゅうきしょうこうぐん）

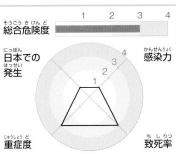

	1	2	3	4
総合危険度（そうごうきけんど）				

日本での発生（にっぽんでのはっせい）・感染力（かんせんりょく）・重症度（じゅうしょうど）・致死率（ちしりつ）

病原体（びょうげんたい）	MERS コロナウイルス（マーズ）
感染経路（かんせんけいろ）	接触感染、飛沫感染（せっしょくかんせん、ひまつかんせん）
潜伏期間（せんぷくきかん）	2〜14日（か）
おもな症状（しょうじょう）	発熱、せき、息切れ、下痢、肺炎（はつねつ、せき、いきぎれ、げり、はいえん）
ワクチン	なし
発生地域（はっせいちいき）	アジア西部（中東地域）（せいぶ・ちゅうとうちいき）

ヒトコブラクダから人へ（ひと）

　サウジアラビアやアラブ首長国連邦などのアジア西部（中東地域）の国々を中心に発生した感染症です。2012年9月に初めて見つかりました。

　ヒトコブラクダがもっていたウイルスが、人にもうつるようになったといわれています。糖尿病や肺に病気のある人や高齢者がかかると、重症になりやすく、命を落とす危険性が高くなることから、恐れられました。

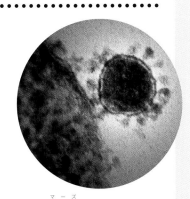
MERS コロナウイルス（マーズ）
（National Institute of Allergy and Infectious Diseases）

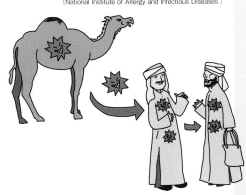

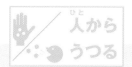

新型コロナウイルス感染症

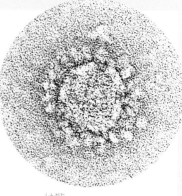

新型コロナウイルス
(CDC/ Cynthia S. Goldsmith and A. Tamin)

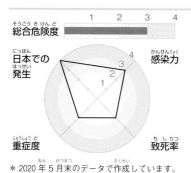

総合危険度 1 2 3 4

日本での発生　感染力　重症度　致死率

* 2020 年 5 月末のデータで作成しています。

病原体	新型コロナウイルス（SARS-CoV-2）
感染経路	接触感染、飛沫感染
潜伏期間	1 ～ 14 日
おもな症状	発熱、だるさ、せき、のどの痛み、下痢、肺炎
ワクチン	なし（開発中）
発生地域	全世界

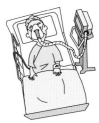

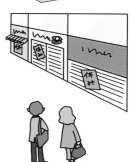

世界を変えた感染症

　　コロナウイルスには、多くの種類があり、かぜ（感冒）
（→ 19 ページ）、SARS（→ 25 ページ）、MERS（→ 25 ペー
ジ）の病原体も、コロナウイルスの一種です。新型コロナ
ウイルスは、2019 年末に新しく発見されたウイルスです。
　　新型コロナウイルス感染症（正式には COVID-19 という）は、中
国から全世界に広がりました。高齢者や免疫力が下がっている人がか
かると重症になることや、ワクチンや治療薬がないことから、私たち
の生活や社会に大きな影響をあたえることになりました。

新型コロナウイルス感染症の感染者数 (2020 年 5 月 31 日時点での上位 30 か国)

*円の大きさが感染者数を表す。

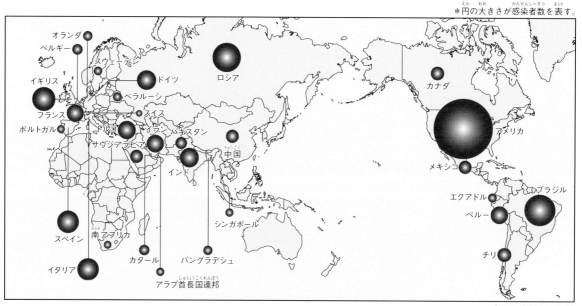

（WHO 資料より作成）

梅毒
ばいどく

総合危険度	1	2	3	4

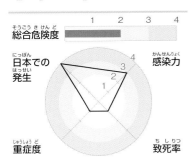

病原体	梅毒トレポネーマ
感染経路	性感染など
潜伏期間	3週間
おもな症状	リンパ節のはれ、発しん、脳や神経の障がい、歩行困難
ワクチン	なし
発生地域	全世界

全身に症状が現れて死にいたる

トレポネーマという細菌の一種による感染症です。感染すると3週間ほどで口の周りなどにしこりができますが、多くの場合はいったん症状が消えます。症状には4段階があり、治療をせずにそのままにしておくと、症状が出たり消えたりをくり返しながら、しだいに重くなります。昔は治療法がなく、亡くなる人も多かったのですが、ペニシリンなどの薬が開発されてからは、治療ができるようになりました。

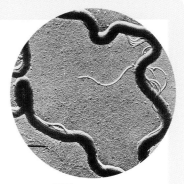

梅毒トレポネーマ
(CDC/ Susan Lindsley)

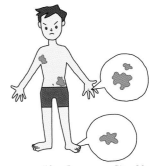

うで、腹、手のひら、足の裏などに、バラの花のような発しんが現れる

エイズ
（後天性免疫不全症候群）
こうてんせいめんえきふぜんしょうこうぐん

総合危険度	1	2	3	4

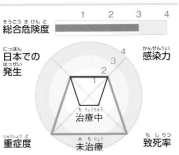

病原体	HIV（ヒト免疫不全ウイルス）
感染経路	性感染、血液感染
潜伏期間	数週間～10年以上
おもな症状	ほかの感染症を発症、悪性リンパ腫などのがん
ワクチン	なし
発生地域	全世界

免疫力を低下させる

HIVに感染すると免疫力が弱くなり、健康な人では問題ないウイルスや細菌でも、病気にかかりやすくなります。エイズは病名で、結核やがんなど、定められた病気のどれかを発症すると、エイズにかかったと診断されます。

1980年代から世界に広がり、1990年代にピークとなりました。以前は治療法がありませんでしたが、治療薬の開発が進みました。早めの治療で発症を防げるようになりましたが、病原体を完全になくすことはできません。

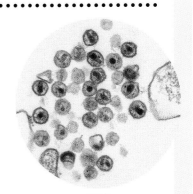

HIV
(CDC/ Maureen Metcalfe, Tom Hodge)

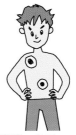
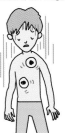

HIVに感染すると、健康な人は発症しないような感染症でも発症しやすくなる

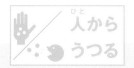

エボラ出血熱

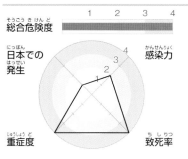

総合危険度		1 2 3 4
日本での発生		感染力
重症度		致死率

病原体	エボラウイルス
感染経路	接触感染
潜伏期間	2〜21日、通常7日ほど
おもな症状	発熱、頭痛、おう吐、筋肉痛、全身の出血、下痢
ワクチン	組みかえウイルスワクチン
発生地域	アフリカ

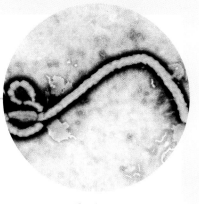

エボラウイルス
(CDC/ Frederick A. Murphy)

致死率の高い感染症

エボラウイルスに感染すると、急に熱が出て、ひどい頭痛やおう吐、下痢などが起こり、その後、鼻や歯ぐきから出血します。さらに全身から出血すると、約90%という高い確率で亡くなります。

アフリカの熱帯雨林にすむコウモリやサルなどの野生動物からエボラウイルスが人に感染し、人から人へと感染するようになったと考えられています。2014年に西アフリカで大流行し、ヨーロッパやアメリカでも感染者が出て問題になりました。

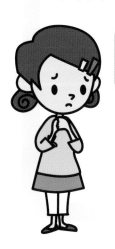

旅行のときは注意しないとね。

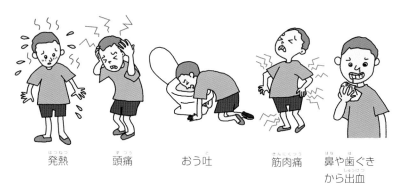

発熱　頭痛　おう吐　筋肉痛　鼻や歯ぐきから出血

アフリカでエボラ出血熱が発生した国 (2018年まで)

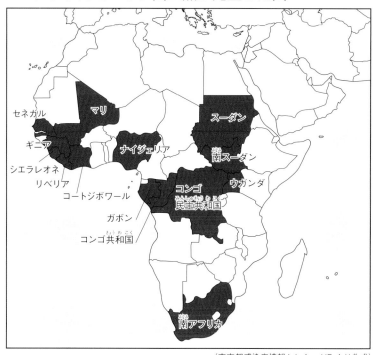

セネガル
マリ
スーダン
ギニア
ナイジェリア
南スーダン
シエラレオネ
ウガンダ
リベリア
コンゴ民主共和国
コートジボワール
ガボン
コンゴ共和国
南アフリカ

(東京都感染症情報センターHPより作成)

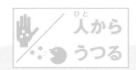
水虫
みずむし

	1	2	3	4
総合危険度 そうごう きけんど				

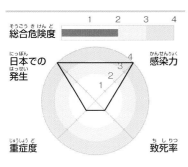

日本での発生 にっぽんでのはっせい

感染力 かんせんりょく

重症度 じゅうしょうど

致死率 ちしりつ

病原体 びょうげんたい	白癬菌 はくせんきん
感染経路 かんせんけいろ	接触感染 せっしょくかんせん
潜伏期間 せんぷくきかん	1日～長期 にち ちょうき
おもな症状 しょうじょう	かゆみ、皮膚がむける、皮膚がじゅくじゅくになる ひふ ひふ
ワクチン	なし
発生地域 はっせいちいき	全世界 ぜんせかい

足などにかゆみが出る
あし で

　白癬菌（はくせんきん）というカビの一種（いっしゅ）が原因（げんいん）で起（お）こります。感染（かんせん）する体（からだ）の場所（ばしょ）によって、症状（しょうじょう）がちがいます。水虫（みずむし）になる場所（ばしょ）はおもに足（あし）の指（ゆび）の間（あいだ）で、皮（かわ）がむけて皮膚（ひふ）がしめり、じゅくじゅくした感（かん）じになります。頭（あたま）に感染（かんせん）するとかゆくなり、体（からだ）では皮膚（ひふ）がかさかさします。つめに入（はい）りこむと、つめが白（しろ）くにごって厚（あつ）くなることがあります。家族（かぞく）に感染者（かんせんしゃ）がいる場合（ばあい）、同（おな）じタオルやスリッパを使（つか）うと感染（かんせん）することがあるので、一人（ひとり）ひとり使（つか）い分（わ）けるとよいでしょう。

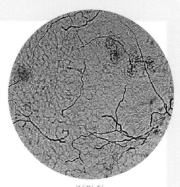

白癬菌 はくせんきん
（たきわき皮フ科クリニックHPより）

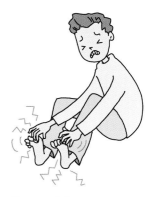

足など、皮膚がかゆくなる あし ひふ

手足口病
てあしくちびょう

	1	2	3	4
総合危険度 そうごう きけんど				

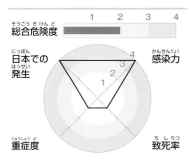

日本での発生 にっぽんでのはっせい

感染力 かんせんりょく

重症度 じゅうしょうど

致死率 ちしりつ

病原体 びょうげんたい	コクサッキーウイルスなど
感染経路 かんせんけいろ	接触感染、飛沫感染 せっしょくかんせん ひまつかんせん
潜伏期間 せんぷくきかん	3～5日 か
おもな症状 しょうじょう	口の中や手足などに水ぶくれのような発しん くち なか てあし みず はっ
ワクチン	なし
発生地域 はっせいちいき	全世界 ぜんせかい

手足や口に発しんが出る
てあし くち はっ で

　子（こ）どもが感染（かんせん）しやすく、夏（なつ）に保育所（ほいくじょ）などで一気（いっき）に広（ひろ）がることがよくあります。手足（てあし）や口（くち）に発（はっ）しんが出（で）て、ふつうは3～7日（か）くらいで自然（しぜん）に治（なお）ります。発（はっ）しんが治（なお）らない場合（ばあい）や、強（つよ）い頭痛（ずつう）やおう吐（と）などがある場合（ばあい）は、重（おも）い合併症（がっぺいしょう）も考（かんが）えられるので、病院（びょういん）での診察（しんさつ）が必要（ひつよう）です。7歳（さい）ごろまでには、ほとんどの子（こ）どもがかかり、大人（おとな）はほとんどかかりません。
　こまめな手洗（てあら）いとうがいが、最（もっと）もよい予防法（よぼうほう）です。

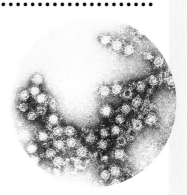

コクサッキーウイルス

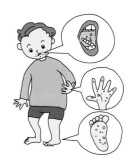

口、手のひら、足の裏などに、発しんが現れる くち て あし うら はっ あらわ

感染性
胃腸炎

	1 2 3 4
総合危険度	

日本での発生 / 感染力 / 重症度 / 致死率
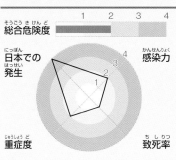

病原体	ノロウイルス、ロタウイルス、病原性大腸菌、サルモネラなど
感染経路	食べ物や水からの感染、接触感染
潜伏期間	1〜2日（ノロウイルス）
おもな症状	おう吐、下痢、腹痛、発熱
ワクチン	なし（ロタウイルスにはあり）
発生地域	全世界

食中毒を引き起こす
さまざまな病原体

感染性胃腸炎の原因は、ノロウイルスやロタウイルスなどのウイルスや、病原性大腸菌やサルモネラなどの細菌、寄生虫や真菌などです。ウイルス性胃腸炎には治療薬がなく、水分をとって安静にするしかありません。細菌性胃腸炎には、細菌の種類に合った薬があります。

病原体をふくむ食べ物や水をとることでうつるほか、感染者がはいたものにさわって、病原体が口から入ることなどでうつります。

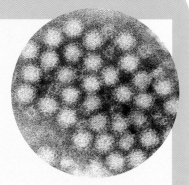
ノロウイルス
（CDC/ Charles D. Humphrey）

下水などからノロウイルスが海へ
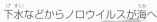
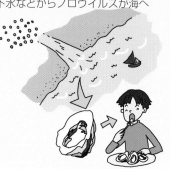
ノロウイルスがすみついたカキなどを食べる

ウイルス
性肝炎

	1 2 3 4
総合危険度	

日本での発生 / 感染力 / 重症度 / 致死率
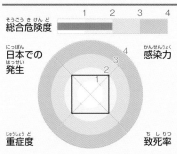

病原体	A〜E型肝炎ウイルスなど
感染経路	食べ物や水からの感染、血液からの感染
潜伏期間	1〜6か月（B型）、14日〜6か月（C型）
おもな症状	食欲不振、おう吐、腹痛、肝硬変、肝臓がん
ワクチン	A型とB型のみワクチンあり
発生地域	全世界

感染のしかたが
2つある

A〜Eの型があり、かぜのような症状から始まり、肝臓に症状が現れます。A型とE型は、肝炎ウイルスに汚染された食べ物や水などをとることで感染します。A型はカキなどの魚介類、E型はシカなどの野生動物にすみつきます。

B型とC型は、ウイルスをふくむ血液の輸血や、その血液からつくった医薬品（血液製剤）から感染しますが、現在ではほとんどありません。D型はB型と同時に感染し、重い急性肝炎を発症します。

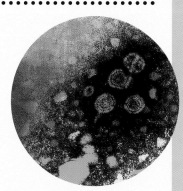
B型肝炎ウイルス
（CDC/ Dr. Erskine Palmer）
ウイルスをふくむ食べ物や水をとる（A型・E型）
ウイルスをふくむ血液の輸血（B型・C型）

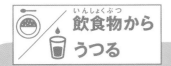
コレラ

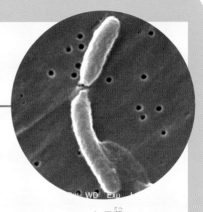

コレラ菌
(CDC/ Janice Haney Carr)

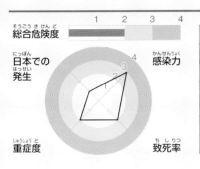

	1 2 3 4
総合危険度（そうごうきけんど）	

日本（にっぽん）での発生（はっせい）　感染力（かんせんりょく）

重症度（じゅうしょうど）　致死率（ちしりつ）

病原体（びょうげんたい）	コレラ毒素産生性（どくそさんせいせい）コレラ菌（きん）
感染経路（かんせんけいろ）	食（た）べ物（もの）や水（みず）からの感染（かんせん）
潜伏期間（せんぷくきかん）	1〜5日（か）
おもな症状（しょうじょう）	下痢（げり）、おう吐（と）、筋肉（きんにく）のけいれん、コレラ顔貌（がんぼう）
ワクチン	不活化（ふかつか）ワクチン
発生地域（はっせいちいき）	アジア、アフリカ

下痢（げり）が続（つづ）き、亡（な）くなることも

　現在（げんざい）の日本（にっぽん）では、感染（かんせん）することはまずありません。アジアやアフリカなどの一部（いちぶ）の地域（ちいき）で生水（なまみず）を飲（の）んだり、清潔（せいけつ）でない環境（かんきょう）でつくられた料理（りょうり）を食（た）べたりすることで、コレラ菌（きん）が体内（たいない）に入（はい）り、感染（かんせん）します。

　感染（かんせん）すると、はげしい下痢（げり）とおう吐（と）が起（お）こります。下痢（げり）は米（こめ）のとぎ汁（じる）のように白（しろ）っぽく、大量（たいりょう）に出（で）ます。また、体（からだ）から多（おお）くの水分（すいぶん）が失（うしな）われるので、目（め）が落（お）ちこみ、ほおがくぼんだ顔（かお）（コレラ顔貌（がんぼう））になります。

　コレラの危険（きけん）のある地域（ちいき）での飲食（いんしょく）には、注意（ちゅうい）が必要（ひつよう）です。

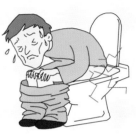

はげしい下痢（げり）を起（お）こす

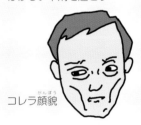

コレラ顔貌（がんぼう）

コレラの危険（きけん）のある地域（ちいき）（2018年（ねん））

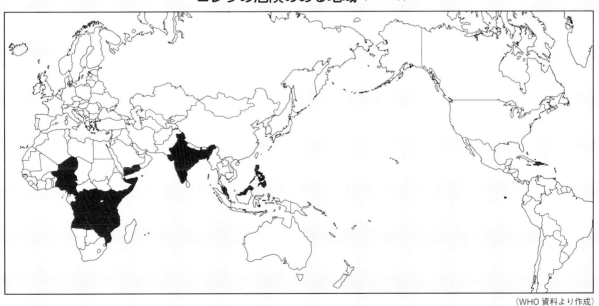

（WHO資料（しりょう）より作成（さくせい））

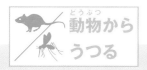
動物から
うつる

ペスト（黒死病）

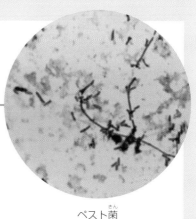

ペスト菌
(CDC/ Dr. Marshall Fox)

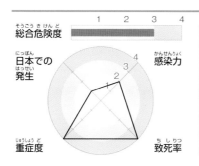

総合危険度　1 2 3 4

日本での発生　感染力

重症度　致死率

病原体	ペスト菌
感染経路	飛沫感染、ペスト菌に感染したノミにかまれる
潜伏期間	2〜6日
おもな症状	発熱、頭痛、悪寒、リンパのはれや痛み
ワクチン	なし
発生地域	アフリカ、東南アジア、中国、北・南アメリカ

ヨーロッパを恐怖におとしいれた黒死病

約700年前に世界中で大流行しました。とくにヨーロッパでは、人口の3分の1以上が亡くなったとされています（→くわしくは2巻8ページ）。ペスト菌はネズミに感染する細菌で、そのネズミをかんだノミが人をかむことで、人にも感染します。また、感染した人やイヌ、ネコなどから飛沫感染することもあります。感染すると、皮膚の中で出血して黒っぽいむらさき色になることから、「黒死病」ともよばれました。致死率が高く、たいへん恐れられました。1894年、北里柴三郎などによってペスト菌が発見されました。日本では、1927年以後は発症者が出ていません。

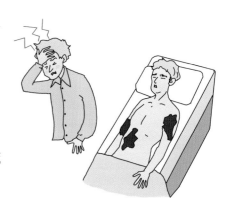

ペストの感染のしかた

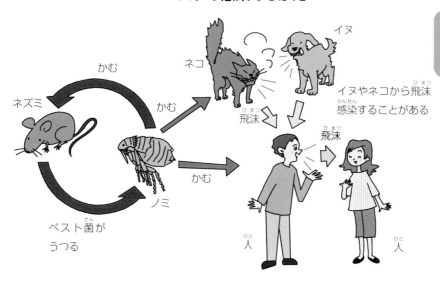

ネズミ

かむ　ネコ　イヌ

かむ

飛沫　イヌやネコから飛沫感染することがある

飛沫

ノミ

ペスト菌がうつる

かむ

人　人

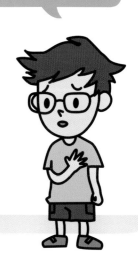

イヌやネコからもうつるのか。

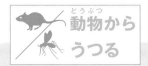

マラリア

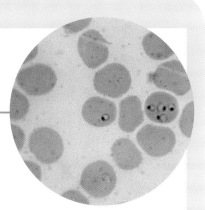

赤血球に感染したマラリア原虫
(CDC/ Dr. Mae Melvin)

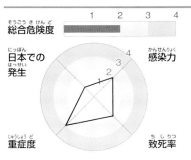

総合危険度 1 2 3 4

日本での発生　感染力　重症度　致死率

病原体	マラリア原虫
感染経路	マラリア原虫をもつ蚊にさされる
潜伏期間	10～15日（熱帯熱マラリア）
おもな症状	悪寒、ふるえ、発熱
ワクチン	なし（予防薬あり）
発生地域	熱帯・亜熱帯地域（サハラ砂漠より南のアフリカ、東南・南アジア、中央・南アメリカなど）

予防は蚊にさされないようにすること

マラリア原虫が血液の赤血球に入ることで感染します。マラリア原虫は、熱帯や亜熱帯地域にいるハマダラカの体内にいて、その蚊が人をさすことで感染します。人から人への感染はありません。アジア、アフリカ、南アメリカなどで発生しているので、これらの地域へ旅行する場合は注意が必要です。

ワクチンはなく、予防薬はありますが、いちばんの予防は蚊にさされないことです。虫よけスプレーや蚊帳を利用したり、はだを出さないような服を着たりすることが必要です。

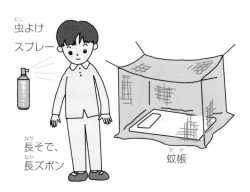

虫よけ
スプレー

長そで、
長ズボン

蚊帳

マラリアが発生している地域 （2018年の1000人当たりの感染者数）

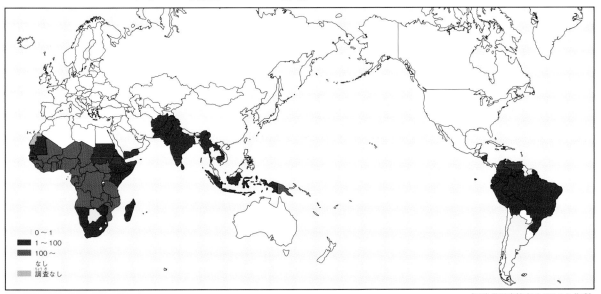

0～1
1～100
100～
なし
調査なし

（厚生労働省検疫所HPより作成）

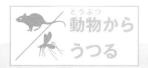

動物から
うつる

日本脳炎
にほんのうえん

	1 2 3 4
総合危険度 そうごうきけんど	■■■

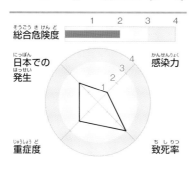

日本での発生
にっぽんはっせい

感染力
かんせんりょく

重症度
じゅうしょうど

致死率
ちしりつ

病原体 びょうげんたい	日本脳炎ウイルス にほんのうえん
感染経路 かんせんけいろ	日本脳炎ウイルスをもつコ ガタアカイエカにさされる
潜伏期間 せんぷくきかん	5～14日 か
おもな症状 しょうじょう	発熱、頭痛、おう吐、まひ
ワクチン	不活化ワクチン ふかつか
発生地域 はっせいちいき	アジア

子どものころの
ワクチンで予防
よぼう

感染しても発症するのは1000人に1人くらいですが、発症すると、その20～40％が亡くなります。命が助かった場合も、50％近くの人の脳などに障がいが残ります。

ワクチンを打つことで、感染の危険性を大きく減らせます。日本では、13歳までに4回の定期ワクチン接種をします。最近の日本での発症者は、1年間に10人前後におさえられています。

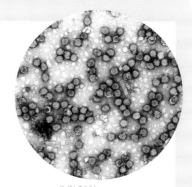

日本脳炎ウイルス
にほんのうえん
（長崎大学熱帯医学研究所撮影）

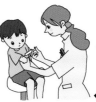

3歳で2回、4歳で1回ワクチンを打つ

6年後
ねんご

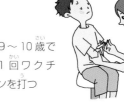

9～10歳で1回ワクチンを打つ

狂犬病
きょうけんびょう

	1 2 3 4
総合危険度 そうごうきけんど	■■■■

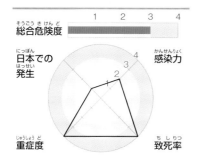

日本での発生
にっぽんはっせい

感染力
かんせんりょく

重症度
じゅうしょうど

致死率
ちしりつ

病原体 びょうげんたい	狂犬病ウイルス きょうけんびょう
感染経路 かんせんけいろ	動物にかまれる どうぶつ
潜伏期間 せんぷくきかん	1～2か月 げつ
おもな症状 しょうじょう	頭痛、発熱、水や風をこわ がる、幻覚、全身まひ、呼 吸ができなくなる
ワクチン	不活化ワクチン ふかつか
発生地域 はっせいちいき	アジア、中央・南アメリカ、アフリカ ちゅうおう みなみ

発症すると高い確率で
はっしょう たか かくりつ
命を落とす
いのち お

狂犬病ウイルスは、イヌやネコ、アライグマやコウモリなどに感染し、その動物にかまれると人も感染します。発症すると、ほとんどの人が亡くなります。水がこわくて飲めなくなったり、風に当たるのがこわくなったりする特ちょう的な症状が出ます。日本国内では、1956年を最後に発症者はいません。危険地域に行くときは、予防接種を受け、野生動物に近づかず、かまれたら24時間以内に手当てを受けることが必要です。

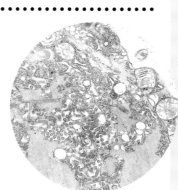

狂犬病ウイルス
きょうけんびょう
（CDC/ Dr. Fred Murphy）

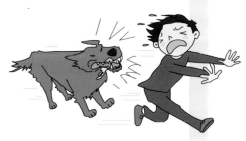

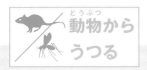
デング熱

病原体	デングウイルス
感染経路	デングウイルスに感染した蚊にさされる
潜伏期間	3～7日
おもな症状	発熱、頭痛、目のおくの痛み、筋肉痛、関節痛、発しん
ワクチン	なし
発生地域	東南アジア、中央・南アメリカ

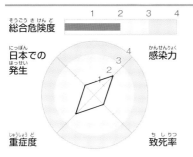

総合危険度

日本での発生　感染力

重症度　致死率

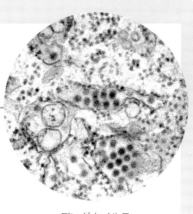

デングウイルス
(CDC/ Frederick Murphy)

高熱や出血で重症になることも

デングウイルスに感染したネッタイシマカやヒトスジシマカにさされることで感染します。人から人にうつることはありません。日本では長い間発生していませんでしたが、2014年に国内で約70年ぶりに感染者が出ました。発熱や頭痛、筋肉痛などの軽い症状ですむ場合と、鼻血や内臓からの出血など重症化する場合（デング出血熱）があります。デング熱で亡くなることはあまりありませんが、デング出血熱では命を落とすこともあります。感染をさけるためによいのは、蚊にさされないように注意することです。

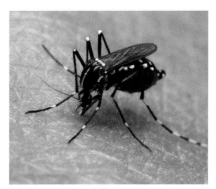

ヒトスジシマカ。日本にもいる。　(PIXTA)

デング熱が発生している地域

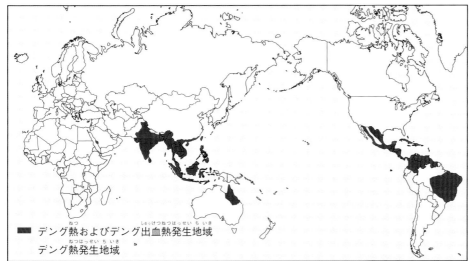

■ デング熱およびデング出血熱発生地域
　デング熱発生地域

（国立感染症研究所HPより作成）

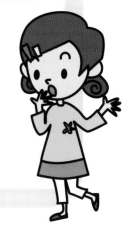

暑くて湿度が高い地域に多いんだね。

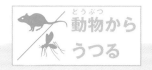

鳥インフルエンザ

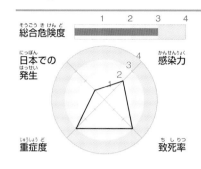

総合危険度	1　2　3　4
日本での発生	レーダーチャート

病原体	H5N1型鳥インフルエンザウイルスなど
感染経路	ウイルスに感染した鳥の死がいやふんなどにふれる
潜伏期間	2〜9日
おもな症状	発熱、せき、筋肉痛、下痢、肺炎、多臓器不全
ワクチン	なし
発生地域	アジア、ヨーロッパ、アフリカ

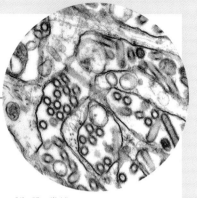

H5N1型鳥インフルエンザウイルス

(CDC/ Courtesy of Cynthia Goldsmith;
Jacqueline Katz; Sherif R. Zaki)

新しいインフルエンザウイルスの危険も

鳥インフルエンザウイルスは、鳥に感染するウイルスです。人には感染しないウイルスですが、感染した鳥の死がいやふんにふれることで、まれに人にも感染することがあります。

鳥インフルエンザウイルスが感染をくり返すうちに、人から人にうつるウイルスになることがあります。また、ブタなどの動物に感染し、人からうつるウイルスと混ざり、変異することもあります。これらは、それまでになかった「新型インフルエンザウイルス」になり、爆発的に広まる可能性があります。

新型インフルエンザの発生

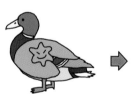

鳥インフルエンザウイルスをもつ野生の鳥

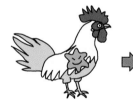

ふんからニワトリに感染

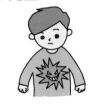

まれに人に感染して変異する

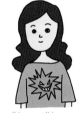

人から人にうつるようになる

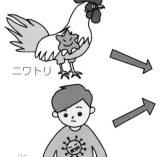

ニワトリ

人

ブタに感染。2種類のインフルエンザウイルスが混ざる

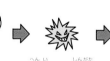

変異して新型になる

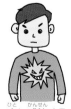

人に感染する

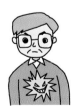

人から人にうつるようになる

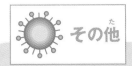

破傷風

	1	2	3	4
総合危険度				

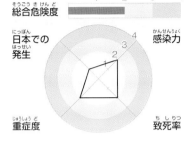

日本での発生 — 感染力
重症度 — 致死率

病原体	破傷風菌
感染経路	傷口から体内に入る
潜伏期間	3日〜3週間
おもな症状	口が開けにくくなる、顔や全身の筋肉のけいれん、呼吸筋のまひ
ワクチン	破傷風トキソイドワクチン
発生地域	全世界

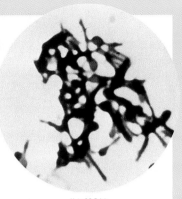

破傷風菌　　　　(CDC)

けがをしたら傷口は清潔に

破傷風菌は、土や動物のふんの中にいます。けがをした後に傷口が土にふれるなどして、破傷風菌が体内に入ると感染します。傷口に土がついたままにしないように、流水でよく洗いましょう。

破傷風菌に感染すると、菌が体内で毒素をつくり、さまざまな症状が出ます。毒素が神経を通じて脳やせきずいにまで達すると、筋肉のけいれんなどが起こります。

破傷風菌は、1889年に、日本の細菌学者の北里柴三郎らによって発見されました。現在の日本では、12歳までに予防接種を受けるので、発症することは少なくなっています。

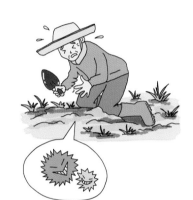

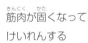

口が開けにくくなる　　筋肉が固くなってけいれんする　　人から人には感染しない

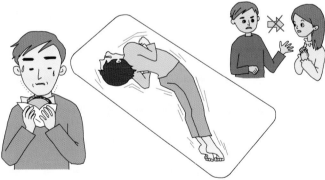

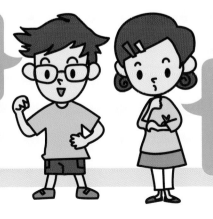

感染症のことがよくわかったよ。

昔から、感染症が大流行することがあったんだね。

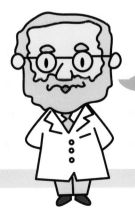

2巻では、感染症と人類のたたかいを探るよ。

37

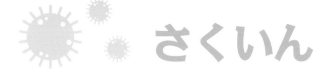

さくいん

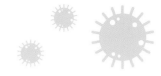

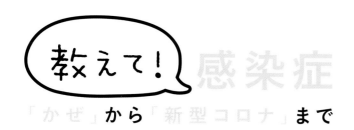

教えて！感染症
「かぜ」から「新型コロナ」まで

1

感染症ってなんだろう？

監修　土井洋平

藤田医科大学医学部微生物学講座・感染症科教授、米国ピッツバーグ大学医学部感染症内科准教授。感染症患者の診療、薬剤耐性菌（抗菌薬が効かなくなってしまった細菌）の基礎研究、各種感染症の臨床研究などを専門に活動している。

装幀・デザイン	高橋コウイチ（WF）
本文レイアウト	シードラゴン
企画・編集	山岸都芳・増田秀彰（小峰書店）
編集協力	大悠社
表紙イラスト	どいせな
イラスト	フジタヒロミ、渡辺潔

2020年10月27日　第1刷発行

監修者　土井洋平
発行者　小峰広一郎
発行所　株式会社 小峰書店
　　　　〒162-0066
　　　　東京都新宿区市谷台町4-15
　　　　電話　03-3357-3521
　　　　FAX　03-3357-1027
　　　　https://www.komineshoten.co.jp/

印刷　　株式会社 三秀舎
製本　　株式会社 松岳社

NDC493　39P　29×23cm
ISBN978-4-338-33801-1
©2020 Komineshoten Printed in Japan

参考文献

- 河岡義裕・今井正樹／監修『猛威をふるう「ウイルス・感染症」にどう立ち向かうのか』ミネルヴァ書房
- 齋藤光正『イラストでわかる微生物学超入門　病原微生物の感染のしくみ』南山堂
- 岡田晴恵『人類VS感染症』岩波書店
- 岡田晴恵『感染症とたたかった科学者たち』岩崎書店
- 岡田晴恵『キャラでわかる！　はじめての感染症図鑑』日本図書センター
- 岡田晴恵『どうする!?　新型コロナ』岩波書店
- 岡田晴恵『正しく怖がる感染症』筑摩書房
- 岡田晴恵【図解】歴史をつくった7大伝染病』PHP研究所
- 鈴木智順／監修『ずかん　細菌』技術評論社
- 北元憲利『もっと知りたい！　微生物大図鑑　①なぞがいっぱい　ウイルスの世界』ミネルヴァ書房
- 北元憲利『もっと知りたい！　微生物大図鑑　②ヒントがいっぱい　細菌の利用価値』ミネルヴァ書房
- 北元憲利『もっと知りたい！　微生物大図鑑　③ふしぎがいっぱい　真菌と寄生虫』ミネルヴァ書房
- 北元憲利『のぞいてみよう　ウイルス・細菌・真菌　図鑑』（全3巻）ミネルヴァ書房
- 池上彰／監修、伊波達也／文『シリーズ　疫病の徹底研究　①人類の歴史は疫病との闘いの歴史』講談社
- 池上彰／監修、稲葉茂勝／文『シリーズ　疫病の徹底研究　②風邪かインフルエンザか？』講談社
- 坂上博『シリーズ　疫病の徹底研究　③現代の疫病・さらなる恐怖』講談社
- 坂上博『シリーズ　疫病の徹底研究　④疫病対策・わたしたちのできること』講談社
- 北里英利・原和矢・中村正樹『ウイルス・細菌の図鑑　感染症がよくわかる重要微生物ガイド』技術評論社
- 堤寛『感染症大全　病理医だけが知っているウイルス・細菌・寄生虫のはなし』飛鳥新社
- 竹田美文／監修『身近な感染症　こわい感染症』日東書院本社
- 『最新決定版　家庭の医学』主婦の友社